QUELQUES CAS

DITS

DE CHIRURGIE,

TRAITÉS CONFORMÉMENT AUX PRINCIPES DE LA NOUVELLE MÉDECINE,

Et suivis de considérations sur certains points de thérapeutique externe;

Par GUÉRIN DE MAMERS, D. M. P.

DE L'IMPRIMERIE DE LACHEVARDIERE FILS,
RUE DU COLOMBIER, N° 30, A PARIS.

QUELQUES CAS DITS DE CHIRURGIE,

TRAITÉS CONFORMÉMENT AUX PRINCIPES DE LA NOUVELLE MÉDECINE,

Et suivis de considérations sur certains points de thérapeutique externe;

PAR GUÉRIN DE MAMERS, D. M. P.

Chute avec contusion de la région coccygienne.

M. H..., maître de langue, âgé d'environ trente ans, tempérament sanguin, fit un faux pas en descendant un escalier, glissa en avant, tout le corps étant dans l'extension, tomba en arrière, et franchit ainsi avec rapidité huit ou dix marches, sur le bord ou la partie saillante desquelles porta spécialement le sacrum. Relevé sans connaissance et transporté dans un lieu voisin, il se remit un peu et voulut marcher; mais de nouveau il se trouva mal, à deux reprises différentes. On le ranima en l'approchant d'un grand feu et en lui faisant prendre un verre de vin chaud sucré.... Le lendemain, perte d'appétit, mal de tête, douleur dans la région sacro-coccygienne, etc.... Vingt sangsues à l'anus; elles coulent toute la nuit. Le surlendemain, quinze sangsues au même endroit.

Le quatrième jour, douze sangsues aux cuisses, la peau de la partie malade étant devenue sensible par la piqûre de sangsues. Le cinquième jour, il restait seulement un peu de douleur, qui ne tarda pas à se dissiper.

Coup à la tête, commotion cérébrale.

M. G..., âgé de trente-un ans, tempérament sanguin, en saluant M. le D. B., de chez lequel il sortait, se détourne ; sa tête rencontre de front un des battans d'une fenêtre voisine de la porte. Le choc est extrêmement violent ; le bruit eût pu s'entendre de loin. L'individu ne tombe pas, il peut se retirer ; mais bientôt il est pris d'un très-grand mal de tête avec sentiment d'une forte constriction circulaire au niveau des bosses pariétales et occipito-frontales, pesanteur générale de cette partie, battement des artères, etc... La vue commençait à se troubler ; il eut de la peine à regagner son domicile.... Quinze sangsues à l'anus ; sur la tête, compresses imbibées d'eau à la glace, fréquemment renouvelées pendant toute la nuit. Le lendemain, lavemens émolliens, pédiluves sinapisés, répétés trois fois le jour ; le soir, nouvelle application de sangsues au même endroit ; compresses d'eau de Goulard sur la tumeur du cuir chevelu, dont la résolution est déjà en partie opérée. Le surlendemain, le malade peut sortir ; le travail de tête seul lui est interdit ; il fait pendant quelques jours usage d'eau commune légèrement émétisée.

Depuis cette époque, il n'y a aucune altération dans sa santé; cependant, dès qu'il éprouve un léger mal de tête, soit par l'usage du café, des liqueurs, ou par le travail, la céphalalgie est toujours plus prononcée dans le lieu de la contusion.

Chute grave avec contusion de la région lombaire.

M. L..., homme d'affaires, âgé d'environ cinquante ans, tempérament sanguin, constitution vigoureuse, tombe en descendant un petit escalier obscur qui conduit de la rue Baillif au Palais-Royal. La région lombaire supporte tout le poids de la chute; la commotion est tellement violente, que l'individu reste long-temps sans connaissance; revenu à lui, il ne peut se relever qu'aidé par deux personnes... Céphalalgie, douleur très-vive de la région lombaire; il ne peut faire aucun mouvement sans pousser un cri, etc. A six heures du soir, vingt-cinq sangsues à l'anus, lavement, pédiluve s'il est possible, diète et repos absolus, limonade. Le lendemain matin, vingt-cinq sangsues sur la région lombaire (laquelle est gonflée, douloureuse au toucher, et, dans plusieurs pouces d'étendue, d'une teinte violette foncée), en ayant soin de les dissénimer autour de la portion de la peau qui a changé de couleur.

Le troisième jour, quinze nouvelles sangsues au même endroit. Le sixième jour, le malade peut se lever; cependant il y a encore de la douleur dans les mouvemens du tronc sur le bassin... Bain général.

Je cesse de voir le malade, en lui recommandant encore quelques jours de repos et l'usage d'une boisson légèrement émétisée... Il s'est, pendant plusieurs mois, ressenti de la douleur des lombes, mais à un faible degré.

Plaie par instrument piquant. (Coup d'épée à la main.)

M. P..., lieutenant de cuirassiers, âgé de vingt-six ans, tempérament sanguin, reçoit en duel un coup d'épée qui lui traverse la main, dans sa région dorsale ; le sang coule à peine; aucun os n'est brisé; mais bientôt la douleur et le gonflement commencent à se développer. Bain froid de plusieurs heures. Les accidens inflammatoires n'en survenant pas moins, le soir quinze sangsues aux environs des ouvertures par lesquelles le fer est entré ou sorti ; et sur le trajet qu'il a parcouru, cataplasmes émolliens, puis simples compresses d'eau de guimauve. Au bout de quelques jours la plaie était cicatrisée ; à peine une légère suppuration avait eu lieu aux deux ouvertures.

Panaris.

M. D..., âgé de vingt ans, tempérament bilieux, sous-maître dans un pensionnat, se présente à moi avec un panaris à l'index de la main droite. La peau n'avait point encore changé de couleur ; le gonflement était encore très-peu considérable ; mais déjà les douleurs étaient vives, se propageaient jusqu'à l'aisselle, dont les glandes étaient engorgées et causaient de l'insomnie, de l'inappétence, etc. Douze sangsues disséminées sur la main et les premières phalanges du doigt malade, bain local préparé par décoction de racine de guimauve, d'oignons et de têtes de pavots, cataplasmes émolliens ensuite.

Tous les accidens se calment, un peu de pus se fait jour dans le voisinage de l'ongle; la guérison est achevée au bout de quarante-huit heures.

Panaris.

Madame C..., jeune femme de vingt-six ans, tempérament bilieux, constitution délicate, a un panaris du doigt médius de la main gauche, dont elle souffre extrêmement; le gonflement et la tension étant considérables, je lui propose l'incision; elle s'y refuse; je l'engage à mettre au moins des sangsues, elle convient d'en appliquer dix-huit. Mais retournée chez elle, on l'en dissuade; on lui promet l'ouverture spontanée au moyen d'applications dont la nature ne m'a point été indiquée; « elle souffrira beaucoup, mais du moins elle sera promptement soulagée, etc. » Au bout de cinq ou six jours, je la revois paraître. Les douleurs en effet avaient été violentes, et l'insomnie continuelle. Il y avait eu grande céphalalgie, convulsions, etc. Le doigt et la main étaient presque doublés de volume; la peau correspondante au premier était d'un rouge livide; l'épiderme y était dans un endroit soulevé en phlyctène; le gonflement s'étendait jusqu'à l'aisselle et aux parois thoraciques, etc. Deux incisions profondes furent à l'instant même pratiquées, l'une en avant de la troisième phalange (phalangette), et l'autre sur le côté externe de la deuxième... Vingt-cinq sangsues furent distribuées sur la main et l'avant-bras, où la peau n'avait pas changé de couleur; manuluve, cataplasme comme dans le cas précédent, etc. Tous les accidens cessèrent immédiatement, et au bout de huit jours l'incision faite sur la seconde phalange était cicatrisée, mais non celle de la phalangette. En la sondant, je reconnus qu'une portion d'os était dénudée ; dès lors, loin de songer à une cicatrisation complète de ce côté, je m'y opposai par l'introduction journalière d'une mèche de charpie. Au bout d'environ six semaines, la petite portion d'os nécrosé devint mobile; j'en fis l'extraction, et la guérison ne tarda plus à s'achever. L'ongle se déforma, mais ce fut tout ce qui résulta pour la malade d'une opiniâtreté qu'elle s'était exposée à payer plus cher.

J'ai vu à cette occasion deux individus chez lesquels un panaris ayant été ouvert en avant de la seconde phalange, par des chirurgiens maladroits, les extenseurs avaient entraîné et presque luxé en avant cette phalange sur la première.

Chute avec contusion de la région coxo-fémorale.

Mademoiselle M**, âgée de vingt-quatre ans, tomba de plusieurs pieds de hauteur sur la hanche du côté droit... Cette partie, violemment contuse, devint bientôt le siége d'une vive douleur et d'un gonflement considérable ; la céphalalgie, signe de la commotion cérébrale, ou symptôme d'une affection sympathique de l'estomac, etc., se développa, comme dans tous les cas analogues qui précèdent; de plus, les urines furent très rares, et la région hypogastrique parut douloureuse à la pression, etc. Le lendemain, une large ecchymose occupait toute la région coxale droite; la peau y était sensible au seul toucher, spécialement vers le centre... Vingt sangsues furent distribuées sur ses limites et, après leur chute, les piqûres couvertes d'un large cataplasme émollient; le sang coula long-temps et abondamment; il y eut plusieurs syncopes; mais la malade souffrit moins, vit son mal de tête disparaître en grande partie, et put dormir... Le lendemain, douze sangsues aux environs de la tumeur... Le quatrième jour, toute la surface contuse présentait la teinte jaunâtre de la résolution. Les cataplasmes furent remplacés par des compresses d'eau de sureau; la malade put marcher à peu près sans douleur. Mais la région hypogastrique paraissait encore douloureuse. Huit sangsues aux cuisses... Pendant tout ce temps, pédiluves sinapisés, lavemens émolliens, diète absolue, ou simples bouillons maigres; pour boisson, eau commune ou eau d'orge avec sirop de limon ou de groseille. Le huitième jour, la langue restant chargée, la bouche pâteuse, l'appétit nul, la céphalalgie semblant d'ailleurs se reproduire, etc., etc., huile de ricin, et sirop de fleurs de pêcher āā ℥ j. Évacuations alvines abondantes ; mieux être. Le surlendemain, tartre stibié g. j dans une pinte de bouillon aux herbes... Plusieurs nouvelles évacuations alvines. L'appétit, le lendemain de cette dernière purgation, était très-prononcé, le mal de tête presque nul. Je cessai dès lors de voir la malade, en lui recommandant de faire usage pendant une quinzaine de jours, pour boisson ordinaire, d'eau légèrement émétisée.

Chute grave avec contusion thoracique et lésion de plusieurs articulations.

P. L. E..., menuisier, âgé de vingt ans, tempérament éminemment sanguin, constitution vigoureuse, etc., se trouvait à l'extrémité d'une échelle de douze à quinze pieds de hauteur, dressée rue Baillif; une voiture passe et entraîne le pied de l'échelle; le jeune homme tombe de toute la hauteur de celle-ci, et reste sur la place: on accourt, on le transporte dans une maison voisine, etc. Le visage est fortement coloré, le pouls fort, plein, rapide; l'individu ne donne aucun signe de connaissance; il s'agite, crie, porte automatiquement la main vers la région précordiale, qui paraît le siége d'une forte oppression, etc. Saignée de bras abondante ; la connaissance et la parole reviennent au malade ; il dit qu'il étouffait... Il se plaint surtout de vives douleurs dans les articulations radio-carpiennes, qui sont en effet déjà très-gonflées. On le transporte chez lui, rue des Vieux-Augustins. Là, j'observe des contusions aux genoux, mais peu graves; le malade souffre à gauche, vers la base de la poitrine, etc. Vingt sangsues à l'anus, lavemens, pédiluves, limonade, diète; compresses imbibées d'eau de Goulard sur les articulations lésées, soutenues au moyen d'un bandage légèrement serré. Le lendemain, quinze sangsues sur le côté gauche du thorax, où la douleur persiste. Le troisième jour, reste un peu de douleur et de gonflement dans les articulations malades des extrémités supérieures; des bouillons sont accordés. Le quatrième jour, on remplace l'eau de Goulard par l'eau de sureau légèrement camphrée. Le malade se lève. Je cesse de le voir: au bout de quelques jours, il avait repris ses occupations. Une dame témoin de sa chute gardait encore le lit douze à quinze jours après.

Contusion du thorax, plaie de tête, commotion cérébrale, etc., chez un homme de soixante-dix-neuf ans, affecté d'asthme et de catarrhe pulmonaire chroniques.

M. l'abbé S..., ancien vicaire général de Nevers, prêtre desservant de l'église de Notre-Dame-de-Lorrette, fut, au commencement d'août 1824, violemment heurté et renversé par un cheval, rue Neuve-des-Bons-Enfans. Relevé dans un état de stupeur complète, ne donnant aucun signe de connaissance et ne répondant à aucune question, ce ne fut qu'au bout de deux heures de soins qui lui furent administrés dans le voisinage du lieu de l'accident, et qui consistèrent surtout en applications réfrigérantes sur la tête et en lotions du visage à l'eau froide, qu'articulant d'abord son nom, puis celui de sa rue, et enfin son numéro, il put être transporté chez lui, rue du faubourg Montmartre.

Appelé peu de temps après à visiter ce vieillard, je le trouvai affecté, 1° d'une forte commotion du cerveau, annoncée par les antécédens et la stupeur qui existait encore en partie; 2° d'une bosse de la grosseur d'un œuf de poule, correspondante à la partie moyenne de la région frontale, et d'une plaie profonde intéressant le sourcil gauche, double résultat d'une forte contusion de ces parties; 3° d'une contusion grave du côté gauche de la poitrine, sans signes extérieurs, mais manifestée par une douleur extrêmement vive à l'instant de l'inspiration, ou à une pression même légère; 4° enfin de lésion de plusieurs articulations de l'extrémité supérieure droite.

Ces accidens réunis me parurent constituer un état fort grave en soi, et à raison tant de l'âge de l'individu que d'un asthme et d'un catarrhe chroniques dont il était affecté. La surface extérieure du corps étant encore froide et le pouls concentré, je fis convenablement couvrir le malade; puis la chaleur extérieure et le pouls s'étant développés, douze sangsues furent appliquées à l'anus, et, deux heures après, dix sur le côté. La plaie du sourcil fut réunie immédiatement; la contusion frontale et le membre froissé furent couverts de compresses imbibées d'eau de Goulard froide; pour boisson, eau de groseille; diète absolue.

Le lendemain, la contusion frontale ne se reconnaissait plus qu'à une teinte différente de la peau dans le lieu où elle avait existé; mais le visage était animé, le mal de tête et la pesanteur de cette partie très-prononcés, la douleur thoracique, à l'instant de l'inspiration, encore très-vive, le poignet droit et toute la main de ce côté plus gonflés et plus douloureux que la veille. Douze sangsues au côté, six sur la main malade, bain émollient de deux heures pour cette partie, cataplasmes sur la poitrine à la chute des sangsues, lavement émollient, pédiluves sinapisés, ceux-ci répétés trois ou quatre fois le jour; même boisson, diète, tout au plus deux à trois tasses de bouillon aux herbes. Les jours suivans, même régime. La céphalalgie, la pésanteur de tête, un état de demi-stupeur existant encore, et la douleur à l'instant de l'inspiration étant encore vive, deux nouvelles applications de sangsues, la dernière suivie d'une application de ventouses sur les piqûres, afin de faire couler le sang avec plus d'abondance, le malade se trouvant toujours bien des émissions sanguines et les demandant lui-même avec instance. En même temps on insistait toujours sur les pédiluves irritans. Au sortir de ceux-ci, les pieds et les jambes étaient enveloppés de larges cataplasmes émolliens parfois légèrement sinapisés, et chaque jour, matin et soir, plusieurs ventouses sèches étaient apposées soit aux cuisses soit aux jambes.

L'expectoration ne se faisant pas et la gêne de la respiration tenant évidemment aussi à cette cause, les boissons acidulées avaient été remplacées par l'eau de guimauve, puis l'eau d'orge avec addition de sirop de capillaire et d'une cuillerée à bouche ordinaire par chaque verre de cette boisson, de la solution d'un grain de tartrate de potasse antimonié dans six onces d'eau distillée. Le huitième jour, la bouche étant pâteuse, la peau chaude et sèche, le malade ne reposant pas pendant la nuit, quoique toujours dans un léger état de somnolence, etc., émétique en lavage *ou comme évacuant :* évacuations abondantes, mieux-être très-marqué; seulement le malade est fatigué par des selles trop nombreuses. Deux jours après, lavement avec trois onces de miel mercuriale; d'ailleurs continuation des bains de pieds sinapisés. L'appétit commençant à se faire sentir, on accorde d'abord un peu de bouillon gras, puis de légers potages ou des crèmes.

Le jour, le malade est bien, mais chaque nuit, vers les deux heures, il est pris d'un violent accès d'asthme, qui va presque jusqu'à la suffocation : addition de feuilles d'oranger dans la tisane ordinaire, à laquelle on mêle toujours la solution antimoniée dans la proportion indiquée ci-dessus; potion préparée avec l'infusion d'hyssope et de lierre terrestre, l'oxymel scillitique et le sirop de capillaire; pour la nuit, même potion, en remplaçant l'oxymel par le sirop diacode; pédiluve sinapisé à donner plus tard qu'à l'ordinaire; à l'instant de l'imminence de l'accès, sinapisme entre les épaules. L'expectoration se fait, le malade respire plus librement, et les nuits sont meilleures. Il reprend l'usage de la pipe qu'il avait suspendu, et ce moyen, qui le fait cracher, réussit mieux que tout autre employé dans la même vue. Il ne reste plus que la douleur de côté ; mais cette douleur est encore vive à l'instant de l'inspiration. On avait voulu remplacer les fomentations émollientes par des compresses imbibées d'eau de sureau camphrée ; mais elles avaient irrité les piqûres des sangsues, et il avait fallu y renoncer aussitôt.

Le dix-septième jour, le malade souffrant toujours au niveau des dernières côtes asternales gauches, dont l'une avait été autrefois fracturée, deux ventouses appliquées dans cet endroit furent scarifiées, puis appliquées de nouveau à plusieurs reprises.

Quoique pratiquée à une époque déjà ancienne, cette dernière émission sanguine produisit le meilleur effet. Aucune autre n'avait si promptement et si complètement soulagé ; elle acheva d'enlever la douleur dont cette partie était restée le siége. La dilatation de la poitrine eut lieu dès lors sans souffrance ; la respiration se retrouva libre comme avant l'accident, et je cessai mes visites au bout de quelques jours. J'ai revu depuis le malade ; il était complètement rétabli.

Contusion violente du thorax et de l'épaule avec fracture de côtes et emphysème, plaie de tête, luxation de deux dents, etc., chez une femme enceinte de trois mois.

Une femme de vingt-huit ans, d'un tempérament bilioso-sanguin, enceinte de trois mois, fut violemment heurtée et renversée par un cabriolet, au commencement du mois d'août de l'année dernière. Le coup fut suivi d'une perte immédiate de connaissance.

Appelé à voir cette femme peu d'instans après, je la trouvai dans l'état suivant : usage assez libre de l'intelligence ; état de grande souffrance dans toutes les positions possibles, moindre dans l'attitude assise ; respiration précipitée, courte ; pouls vite, plein, fort ; visage ensanglanté, tuméfié à gauche surtout ; deux plaies de plusieurs lignes d'étendue, l'une au sourcil gauche, et l'autre à la lèvre supérieure, vers sa partie moyenne ; l'œil gauche fortement injecté, surtout vers ses angles ; la bouche et les narines remplies de sang ; deux des incisives de la mâchoire inférieure renversées et presque entièrement luxées (l'une d'elle avait roulé sur son axe de manière que ses faces antérieure et postérieure étaient devenues latérales, *et vice versa*) ; une plaie en T de quinze à dix-huit lignes d'étendue, comprenant toute l'épaisseur du cuir chevelu, et avec décollement des bords à la partie postérieure et supérieure de la tête ; les parties antérieure de l'épaule, supérieure et antérieure du côté droit du thorax, tuméfiées, douloureuses au toucher ; au niveau du dernier de ces deux points, douleur vive à l'instant de l'inspiration.

En faisant exécuter au bras certains mouvemens, on entend une *crépitation* manifeste ; on ne peut douter de l'existence d'une fracture. Je présume qu'elle affecte un des os de l'épaule, mais je remets à un autre instant à en déterminer le siége, afin de ne pas ajouter aux souffrances de la malade par des manœuvres intempestives. Saignée de bras modérée, à raison de l'état de grossesse; en même temps douze sangsues sur le côté gauche du cou. Les plaies du sourcil et de la lèvre supérieure sont réunies immédiatement, les dents relevées, etc., la plaie de tête pensée à plat, les parties contuses de l'épaule et du thorax recouvertes de compresses imbibées d'*eau blanche*. Diète absolue; pour boisson, eau commune avec addition de sirop de groseilles, à remplacer par celui d'orgeat s'il survient de la toux.

La malade vomit avec beaucoup de douleur les boissons et les alimens pris le matin; elle est soulagée. Le soir, douze sangsues sur le côté droit de la poitrine, dont la malade se plaint d'une manière particulière; fomentations émollientes sur le même endroit; *remède* émollient; larges cataplasmes de même nature, enveloppant les pieds jusqu'à la cheville; mêmes boissons.

Le second jour, douze sangsues au même côté de la poitrine; mêmes applications; eau d'orge, quelques tasses de bouillon aux herbes. On donne secrètement à la malade du bouillon gras, qu'elle vomit bientôt. Le soir, fièvre, soif prononcée; la tuméfaction des parties est moindre, mais la douleur, également vive à l'instant de l'inspiration, empêche celle-ci de se faire complètement. La malade, qui rapportait vaguement cette douleur à l'épaule et au côté droit de la poitrine, la ressent maintenant d'une manière particulière et très-précise entre la clavicule et le sein droit, auquel elle se propage. Tout ce côté du thorax donne au toucher et à l'oreille l'impression et le bruit propres au tissu du poumon pressé entre les doigts; il existe manifestement un *emphysème*. D'un autre côté, en faisant exécuter au bras des mouvemens, on entend de nouveau *la crépitation*. En auscultant dans le lieu de la contusion, entre la clavicule et le sein droit, on reconnaît que le bruit de crépitation part de ce point; on constate, à n'en pas douter, l'existence d'une fracture de côtes. Elle était *en dedans ;* elle portait sur une, au moins, des premières côtes *vertébro-sternales* droites; peut-être la surface du poumon, et par conséquent les plèvres pulmonaire et costale avaient été déchirées..... Cette considération, qui rendait plus sérieux un cas déjà si grave, fut un nouveau motif pour insister sur les moyens déjà employés; à ceux-ci nous joignîmes l'usage d'un bandage de corps, appliqué de manière à borner les mouvemens respiratoires seulement dans la partie supérieure du thorax.

La troisième jour, douze sangsues sur la poitrine, à l'endroit dont la malade se plaint plus particulièment.

Le quatrième jour, le bruit de la rue (celle de Richelieu) empêchant la malade de prendre un repos auquel elle se sent disposée, son état d'ailleurs s'étant beaucoup amélioré, elle peut se lever et on la transporte rue du Helder.

Le sixième jour, la douleur à l'instant de l'inspiration semble s'être ravivée; le pouls est plus fébrile; dix sangsues sur le côté. Cette application fut la dernière ; on se borna dès lors à quelques ventouses sèches sur la poitrine. La malade était toujours tenue à la diète et à l'usage des mêmes boissons.

Le huitième jour, les plaies du sourcil et de la lèvre étaient depuis long-temps cicatrisées ; les dents commençaient à se raffermir. La plaie de la tête suppurait, offrant à son centre une petite portion de tissu cellulaire gangréné, etc. A raison de l'état de cette dernière, à raison de la nature du pus qu'elle fournissait et d'autres symptômes propres aux affections bilieuses, purgation. (Huile de ricin et sirop de fleurs de pêcher, de chaque une once.) Mieux-être, appétit. On commence à accorder un peu d'alimens.

Le quinzième jour, nouvelle purgation, et plus tard, usage à l'intérieur des eaux de Vichy.

Dès lors la plaie de tête ne tarde pas à se cicatriser. La convalescence se confirme et marche rapidement. Le vingtième jour, la malade a repris assez de force pour revenir chez elle, rue de Richelieu ; elle n'est plus astreinte qu'à un régime modéré, à l'usage du bandage de corps, et au repos du bras droit pendant encore quinze à vingt jours. Au bout de six mois elle est heureusement accouchée d'un enfant à terme, bien constitué et bien portant.

Chute ; plaies contuses du bras droit et de la jambe gauche, chez un homme de soixante-quinze ans, convalescent d'une affection bilieuse adynamique grave.

J'avais traité, vers le milieu de l'année 1824, d'une

affection bilieuse grave, avec tendance adynamique, M. l'abbé B. D., prêtre de l'église Saint-Séverin, homme de soixante-quinze ans, de petite taille, maigre, d'un tempérament éminemment bilieux, habitué à faire tous les printemps usage d'un purgatif dont il avait cette année omis l'emploi à l'époque ordinaire; sujet à des douleurs de rhumatisme qui affectaient spécialement les articulations des doigts, à un suintement particulier du cuir chevelu, etc. Après une petite application de sangsues à la poitrine, pour une douleur qui se rattachait vraisemblablement à l'affection rhumatismale, mais qui était assez vive, quelle qu'en fût la cause, pour arrêter ou pour rendre pénibles les mouvemens un peu étendus de la respiration; après cette application préalable de sangsues, dont le résultat avait été de rétablir les mouvemens respiratoires dans leur état normal, j'avais purgé deux fois le malade avec l'huile de ricin, unie au sirop de fleurs de pêcher ou de nerprun. L'appétit, qui n'existait plus depuis long-temps, s'était rétabli ; la convalescence s'était prononcée ; mais le malade, impatient d'user de ses forces pour les besoins de son ministère, avait cru en hâter le retour par l'usage d'alimens plus substantiels que ceux qui lui étaient accordés; il était retombé. Après quelques jours de diète, la bouche restant pâteuse, la langue chargée et l'appétit nul, un *goût salé* dont le malade s'était déjà plaint s'étant reproduit, les évacuations provoquées par les lavemens étant encore extrêmement *bilieuses* et de mauvaise odeur, j'avais administré la potion suivante : ℞ eau commune, ℥ v ;

rhubarbe concassée et follicules de séné, ā ā ʒ j ; manne en sorte et pulpe de tamarin, āā ℥ j; sirop de chicorée, ℥ j ß. Des évacuations alvines plus nombreuses que je n'aurais voulu avaient un peu fatigué le malade ; j'avais repris le lendemain l'usage de la limonade, de l'eau de groseilles et des bouillons aux herbes, auxquels j'avais tenu jusqu'alors le malade, et dont il s'était bien trouvé.

Au bout de quelque temps les douleurs de poitrine dont j'ai parlé s'étant en partie reproduites, je les avais enlevées par l'application d'un vésicatoire au bras. L'état du malade restant stationnaire, j'avais essayé l'eau de Vichy, puis l'eau de Seltz, soit seule, soit coupée avec un léger décoctum de feuilles d'oranger; j'avais même donné ce dernier en lavement, m'en étant plusieurs fois bien trouvé dans des cas analogues.

Ayant remarqué que ce moyen, je veux dire les lavemens, surtout quand ils étaient donnés à l'*eau simple*, rendaient la bouche plus pâteuse, augmentaient la tendance générale de cette cavité à se sécher et l'aridité particulière de la langue, je les avais supprimés, ou permis seulement tous les deux ou trois jours. Cette circonstance, l'absence de la soif, un état fébrile peu prononcé, ne me permettant pas de croire à une irritation gastro-intestinale, du moins *sanguine;* après une quatrième purgation (au moyen de six gros seulement d'huile de ricin) dont la nature des selles me sembla encore exiger l'emploi, et activant d'ailleurs la suppuration du vésicatoire, j'avais songé à user de toniques plus énergiques que la feuille d'oranger; j'avais administré le quinquina. L'état du malade, qui depuis quelques semaines était stationnaire et languissant, s'était notablement amélioré sous l'influence de ce dernier moyen; la convalescence s'était rapidement prononcée; le lever et bientôt la promenade avaient été possibles. Au bout de deux mois à dater du début, j'avais envoyé le malade à la campagne, et il en était revenu, environ trois semaines après, presque avec toute la force que comportent son âge et sa constitution; seulement l'œil droit, qui pendant la maladie avait été quelque temps rouge et larmoyant, et dont M. l'abbé avait cessé de voir en dehors, quoiqu'il eût conservé toute sa force et sa précision dans les autres sens, était resté dans le même état malgré les frictions et autres moyens conseillés. Le séton ou le vésicatoire à la nuque, que j'avais proposé, avait été regardé comme trop douloureux ou trop gênant pour une si légère incommodité.... Heureux si elle eût paru plus sérieuse, puisqu'elle devait être la cause des plus graves accidens!

M. l'abbé, dans l'état ci-dessus, retournait souvent du côté de la campagne, où sa convalescence s'était de plus en plus affermie, et où il avait passé quelques jours dans la société d'un de nos savans les plus illustres (M. Gall). Parti un jour (le 15 oct. 1824) pour cette promenade favorite, occupé des objets de haute physiologie et de métaphysique qui y avaient précédemment fait le sujet de méditations dont peut-être bientôt il publiera le résultat, une voiture passa, dont il n'entendit pas le bruit, et qu'il ne vit pas non plus, parcequ'elle le surprit du côté correspondant à l'œil dont il ne voyait pas en dehors. Renversé, foulé aux pieds du cheval, la voiture, qui heureusement n'était qu'un tilbury léger, lui passa sur le bras, sur le bassin, et à ce qu'il paraît sur le pied gauche. Relevé, mis dans la voiture, quand les sens lui furent un peu revenus, il fut ramené chez lui. Je l'y vis environ une heure après l'accident. — Tremblement général, claquement des mâchoires, parole entrecoupée par ce mouvement, pouls petit, concentré, etc.

J'administrai plusieurs cuillerées d'une potion antispasmodique, je fis couvrir le malade de linges chauds. Bientôt les accidens nerveux cessèrent, et je pus examiner à loisir le malade, chez lequel d'ailleurs j'étais assuré qu'il n'existait pas de fracture. — La partie inférieure externe de la jambe gauche gonflée, excoriée dans l'étendue d'environ un pouce, était douloureuse. Le malade se plaignait de grandes souffrances dans la région des lombes, sans que celle-ci fût ni excoriée ni contuse, du moins d'une manière remarquable. Mais c'était surtout l'extrémité supérieure droite, et notamment son articulation huméro-cubitale, sur lesquelles la violence avait porté. La main, l'avant-bras, et le bras jusqu'à l'aisselle, étaient fortement engorgés; la partie inférieure externe du bras offrait deux larges excoriations très-rouges au milieu d'une surface livide. Les mouvemens d'élévation de cette partie, ou ceux de rotation de l'avant-bras en dehors, causaient des douleurs intolérables, etc.... Le pouls n'ayant pas tardé à se développer, la céphalalgie s'étant prononcée, plus d'antispasmodiques, douze sangsues à l'anus. — Je revois le malade au bout de deux heures : douze sangsues disséminées sur le bras malade, autour des surfaces excoriées, cataplasme émollient, lavement de même nature ; sur la jambe malade, simples compresses d'eau de guimauve, soutenues au moyen d'un bandage modérément serré ; pour boisson, pendant la nuit, eau de groseilles.

Le lendemain le gonflement et les douleurs sont beaucoup moindres, mais cependant encore très-prononcés. Douze sangsues, partagées entre le bras et l'avant-bras, simples compresses d'eau de guimauve, soutenues par le bandage de Scultet, et plus tard par un simple bandage roulé. Le quatrième jour, douze sangsues vers l'articulation malade ; bain de guimauve de deux heures, qui produit beaucoup d'effets. Les jours suivans bains locaux comme ci-dessus. Ce moyen ne paraissant plus produire aucun bien, on y renonce pour recourir à l'eau de sureau, à laquelle on se borne pendant plusieurs jours.

Vers le douzième ou quinzième jour à dater de l'accident, le bras était revenu à son volume naturel ; cependant le malade y ressentait encore d'assez vives douleurs, et les mouvemens, soit d'élévation de la totalité de ce membre, soit de supination de l'avant-bras, étaient toujours, sinon absolument impossibles, du moins extrêmement bornés. Dix sangsues autour de l'articulation huméro-cubitale. Cette application ne paraît avoir aucun résultat. — Dans la nuit une douleur extrêmement vive s'est développée dans l'articulation du gros orteil du côté droit avec l'os du métatarse correspondant. La partie est sensible au seul toucher, la peau y est devenue rouge : c'est un accès de goutte parfaitement caractérisé. Le malade répugne aux sangsues, les accidens ne sont pas assez graves pour que j'insiste : cataplasme émollient qui augmente les douleurs ; on le remplace par de la laine chaude, qui soulage.

Au bout de trente-six à quarante-huit heures, la douleur du pied persistant encore, et ce qui restait de celle du bras n'ayant point achevé de disparaître, vésicatoire à cette dernière partie, au lieu ordinaire ; j'aurais préféré le bras gauche ; le malade désira en conserver l'usage.... Le lendemain l'articulation métatarso-phalangienne était absolument libre de toute douleur et de tout gonflement.

Le vésicatoire fut entretenu pendant environ trois semaines, pendant lesquelles furent employés les bains savonneux locaux, les bains généraux au sulfure de potasse, les frictions générales au moyen de brosses, les frictions locales avec une flanelle imbibée d'eau-de-vie camphrée, d'eau de Cologne, etc. Au bout de ce temps (deux mois environ à compter de l'accident), et par l'usage de ces moyens, les douleurs ayant presque entièrement cessé, et les mouvemens du bras s'étant en grande partie rétablis, le vésicatoire faisant souffrir, et se trouvant d'ailleurs, comme moyen de révulsion, trop près des parties malades, je le supprimai et le remplaçai par un cautère au bras gauche. Dès lors je n'ai plus vu que de loin en loin le malade, en l'astreignant, pour toute recommandation, à l'entretien du cautère, aux frictions cutanées, aux vêtemens de flanelle et à l'exercice.

Les exemples d'heureuse application à la pratique chirurgicale des principes de la nouvelle médecine sont aujourd'hui si nombreux, que j'ai hésité quelque temps avant de me décider à publier ceux-ci : mais on ne saurait trop multiplier les faits quand la conviction est d'un intérêt si grand et si général.... Peut-être, d'ailleurs importants en eux-mêmes par certaines circonstances, quelques-uns de ces faits nous fourniront encore le sujet de considérations ou de remarques qui ne seront pas absolument sans but et sans utilité.

1° L'ébranlement imprimé par une chute ou un coup aux systèmes nerveux encéphaliques, n'est pour eux qu'une cause particulière d'irritation. L'affection qui s'y développe par cette cause ne diffère point dans sa nature de celle qui se manifeste sous l'influence des causes ordinaires : les commotions et les inflammations traumatiques du cerveau et de ses annexes ne sont autre chose que des irritations encéphaliques compliquées de plaies ou de contusions des parties extérieures.

Établir cette analogie, c'est poser en principe d'une manière assez claire, que de part et d'autre le traitement doit être essentiellement le même. Or, nous avons dit ailleurs de quelle importance sont dans ces cas les émissions sanguines. Plusieurs des observations rapportées ci-dessus prouvent qu'elles ne sont pas seulement utiles dans les premiers instans qui suivent l'accident, mais encore plusieurs jours et même plusieurs semaines après. Deux de ces observations établissent leur convenance et leur efficacité, même chez les personnes d'un grand âge : elles ont été portées au nombre de sept chez M. l'abbé S..., vieillard de près de quatre-vingts ans, et la dernière fut pratiquée vers le vingtième jour. Aucune des applications de sangsues faites dans ces cas, non plus que dans la plupart des autres, ne le fut, soit à la tête, soit au col ; on ne pratiqua pas davantage de saignées de la jugulaire ; en un mot, sauf le pansement des plaies, circonstance tout-à-fait secondaire, la conduite fut absolument la même que dans les cas d'irritations encéphaliques ordinaires, ou par cause interne. Cependant, dans ces cas où, si l'inflammation est à craindre, du moins elle n'existe pas encore, s'il n'y avait point de motifs de les pratiquer ailleurs, je consentirais bien plus volontiers à opérer les émissions sanguines du côté de la tête, que dans les cas de phlegmasie véritable de cette partie, actuellement développée.

Je ne sais s'il se trouverait aujourd'hui personne qui osât traiter les *fièvres cérébrales*, etc., c'est-à-dire des irritations encéphaliques par causes internes, au moyen des stimulants ?... Pour les mêmes affections, par cause externe, la théorie n'étant point aussi claire, et l'expérience n'ayant point jusqu'à ce jour aussi nettement décidé la question, il serait possible que des praticiens, trop attachés aux anciens erremens, hésitassent encore... L'effet d'un coup ou d'une chute violente est de jeter l'individu d'une manière plus ou moins marquée dans une espèce d'étonnement général, que l'on désigne sous le nom de *stupeur ;* cet état dépend bien évidemment de l'ébranlement des parties principales du système nerveux, et partant du trouble ou de la suspension de l'influence dont elles sont le point de départ. C'est à ce trouble ou à cette suspension de l'action nerveuse, surtout, qu'il faut, je pense, attribuer et la petitesse du pouls, et le refroidissement de la surface extérieure du corps, et les lipothymies, etc., qui s'observent alors. Mais cet état de choses n'est que momentané ; bientôt l'instant de la réaction arrive, et si l'individu paraît encore dans la même stupeur, sa condition n'en a pas moins changé : le développement du pouls, la coloration du visage, la chaleur de la peau, etc., tout l'annonce, et l'inattention ou la préoccupation les plus inconcevables peuvent seules le méconnaître... Qu'une fois ce changement d'état opéré, il faille s'abstenir de toute stimulation, que toute excitation extérieure ou intérieure ne soit propre dès-lors qu'à rendre plus forte la congestion qui s'est faite vers la tête, et plus profonde la *stupeur* dont cette congestion est actuellement la cause ; que les infusions d'arnica, de fleurs de tilleul et d'oranger, les potions éthérées, etc., ne puissent désormais être que nuisibles ; que de tous les moyens proposés comme excitants applicables à ces cas, les vésicatoires soient le seul auquel, à une certaine époque, on puisse avoir recours avec avantage, en les appliquant, non sur la tête, comme on le conseille, mais aux extrémités inférieures; que ce moyen d'ailleurs soit utile, non parcequ'il *stimule*, mais parcequ'il *dérive* ou qu'il *révulse*; que, quel que soit l'état *d'adynamie* où l'individu semble tombé, on ne puisse que hâter sa perte par les toniques; qu'en un mot le traitement des irritations encéphaliques ordinaires dans toutes ses indications, soit alors le seul raisonnable; ceci me paraît d'une évidence que peu de gens de l'art, j'imagine, seront aujourd'hui disposés à contester. Mais à l'instant où l'individu vient d'être frappé d'un coup violent ou de faire une chute grave, où le pouls est petit et concentré, où la surface du corps est froide, où il y a frisson, tremblement général, claquement de dents, etc., les émissions sanguines seraient-elles convenables? je dis même seraient-elles alors possibles? et en admettant qu'elles le fussent, pratiquées ainsi immédiatement, ne compromettraient-elles pas l'individu? ne le feraient-elles pas périr en jetant les centres nerveux dans un état d'affaissement ou de collapsus complet, et par là en arrêtant le jeu de toutes les fonctions? A cette époque, l'emploi des stimulans est une nécessité à laquelle on ne peut, je pense, se soustraire sans danger; seulement il la faut subir avec le moins d'inconvénient, et pendant le moins de temps possible... Quelques cuillerées de vin chaud, ou d'une potion antispasmodique ordinaire, et mieux encore l'application de la chaleur à l'extérieur, ou l'électricité, etc., seraient donc les premiers moyens à employer dans les cas qui nous occupent; mais en épiant l'instant de la réaction, et en se hâtant de leur substituer alors les antiphlogistiques. Un de nos malades, tombé de plusieurs pieds de hauteur, fut saigné du bras immédiatement après sa chute ; mais c'est que chez lui les accidents se manifestaient plutôt par une grande oppression dans la région précordiale et à l'épigastre ; que le pouls était fort, développé ; et que, quand il se fût trouvé petit et concentré, je n'aurais pu, dans ce cas, l'attribuer qu'à un *raptus* instantané et violent sur les viscères thoraciques et abdominaux, qui paraissaient chez cet individu avoir plus particulièrement souffert.

Dans les cas de commotion ou de phlegmasies traumatiques de l'encéphale, la saignée générale est encore un moyen puissant, et on ferait bien de toujours débuter par elle malgré la considération de l'âge.

Le lieu le plus convenable pour les applications de sangsues, dans les mêmes cas, me paraît être l'anus ; car on remplit ainsi une double indication, celle de débarrasser le système vasculaire cérébral et de prévenir l'affection consécutive de l'organe sécréteur de la bile.

Il en est des commotions de ce dernier organe comme de celles du cerveau. Je ne crois point que son poids ni son mode de suspension dans le lieu qu'il occupe, l'expose autant qu'on l'a dit aux résultats de la commotion : je crois que comme il n'existe point de vide dans la cavité abdominale et que les autres viscères ou les parois de cette cavité le soutiennent convenablement, l'on n'a pas autant qu'on le suppose à redouter pour lui l'ébranlement des secousses. Mais, en tout cas, elles ne sont pour lui que ce qu'elles sont pour le cerveau, c'est-à-dire une cause d'irritation qu'il faut prévenir ou détruire au moyen des saignées générales et des émissions sanguines locales. D'ailleurs les acccidens que l'on nomme *bilieux*, et que l'on attribue à la commotion du foie, ne sont, dans le plus grand nombre des cas, que des résultats secondaires qui se rattachent à l'affecti on sympathique des voies gastro-intestinales.

La méthode de Desault, c'est-à-dire celle des évacuans ou des dérivatifs portés sur le tube intestinal, et consistant dans l'emploi du tartre stibié en lavage, et de quelques sels neutres que l'on unit à l'émétique, ou que l'on administre en lavement; cette méthode, employée immédiatement après l'accident dans les commotions du cerveau, ou dès le principe, dans le traitement des inflammations traumatiques de cet organe et de ses enveloppes, en se bornant à pratiquer une ou deux saignées dans les premières vingt-quatre heures, ou même sans cela, si l'on observe des signes de ce que l'on nomme *saburre gastrique;* cette méthode, dis-je, employée de la sorte, est assurément fort vicieuse, et l'on aurait lieu de s'étonner qu'elle se fût si long-temps maintenue et qu'elle subsiste encore dans la pratique, si l'on ne savait que sous l'autorité et le prestige d'un nom illustre, les plus grandes erreurs se propagent de siècle en siècle, et comme indéfiniment. Toutefois ce n'est qu'à raison de l'époque et du peu de discrétion avec lequel on y a recours, et non en elle-même, que je blâme cette méthode. Certes, il s'en faut de beaucoup qu'elle soit toujours indispensable, et en s'en tenant aux émissions sanguines, aux délayans, à la diète et aux simples lavemens émolliens, on reconnaît souvent que non seulement ces moyens suffisent, mais encore qu'ils sont les plus efficaces, tout à la fois pour dissiper l'état de stupeur, prévenir le développement de l'état saburral, c'est-à-dire le plus ordinairement celui d'une irritation sympathique du foie, et mettre à l'abri de tous les accidents consécutifs. Mais si, malgré les antiphlogistiques, et après avoir convenablement insisté sur leur emploi, on voit l'état du malade, qui s'était amélioré, ne plus être aussi bon, la bouche devenir amère et pâteuse, la peau âpre et sèche, et les nuits sans sommeil, etc., alors il n'est pas seulement permis de recourir aux évacuans, ils sont une nécessité, et si on les néglige, on ne peut qu'exposer son malade aux plus grands périls, et se préparer à soi-même les plus cruelles disgrâces.

Quand l'état fébrile n'existe plus, une boisson légèrement émétisée, telle qu'elle a été donnée pendant plusieurs jours à plusieurs de nos malades, me paraît extrêmement convenable. Elle ne provoque point d'évacuations sensibles; mais, outre qu'elle titille doucement le conduit gastro-intestinal, sans l'irriter, elle favorise puissamment la diaphorèse cutanée, et cet effet est alors des plus salutaires. J'ai joint quelquefois au tartre stibié, dans la proportion indiquée, le nitrate de potasse dans celle d'un scrupule, et il m'a semblé que l'on s'en trouvait bien.

C'est donc mal envisager les choses, ou du moins les voir seulement d'un côté, que d'attribuer, dans les cas en question, aux évacuans, la supériorité sur les antiphlogistiques, comme le voulait Desault, ou aux antiphlogistiques sur les évacuans, comme le veulent aujourd'hui quelques gens de l'art. Il n'y a réellement point de parallèle à établir entre ces deux ordres de moyens, puisqu'ils diffèrent également, et par leur but et par l'époque de leur emploi.

Dans les cas particuliers d'inflammation traumatique *bilieuse* du cerveau, ou de ses enveloppes, es auteurs encore aujourd'hui accrédités proscrivent absolument les émissions sanguines, dont ils sont déjà si avares dans les inflammations qu'ils appellent *phlegmoneuses*, et ne veulent point qu'on astreigne les malades à une diète rigoureuse. On ne sait sur quoi reposent de semblables opinions. Pour nous, nous croyons les saignées toujours indiquées, et la diète ne nous paraît jamais plus nécessaire, que quand des symptômes viennent annoncer l'affection sympathique des voies gastriques; mais aussi nous admettons que l'indication des évacuans peut se présenter ici d'une manière encore plus formelle, et les auteurs qui, de nos jours, condamnent sans restriction ce dernier ordre de moyens, ne nous paraissent pas plus sages que leurs devanciers.

Quant aux cataplasmes, et même aux simples fomentations émollientes (et par conséquent chaudes), leur application sur la tête est, dans ces sortes de cas, à nos yeux, trop évidemment nuisible, pour que nous nous arrêtions à en faire ressortir tous les inconvénients. Il est des cas d'irritation encéphalique où il peut être convenable de ne pas insister sur les applications réfrigérantes à la tête, ou même de les supprimer entièrement; mais je doute qu'il en soit un seul, où des applications chaudes puissent être favorables; du moins, ce n'est assurément pas celui de *phlegmasie traumatique bilieuse*. Aussi, dans les cas de ce genre que j'ai eus à traiter, m'en suis-je soigneusement abstenu, quoiqu'elles me fussent conseillées, ainsi que l'émétique à la manière de Desault.

Chez la femme qui fait le sujet de l'une de nos observations, dans les premiers temps, je mettais par-dessus la charpie une simple compresse imbibée d'eau commune à la température ordinaire.

2° Dans les plaies par instrumens piquans, dans celles par armes à feu, etc., ce n'est pas seulement la structure de la partie, je veux dire la présence d'une gaîne aponévrotique épaisse, qui met dans la nécessité du débridement par l'obstacle qu'elle oppose au gonflement inflammatoire; le traitement peut aussi amener cette nécessité, soit en contribuant aux accidens de l'inflammation, loin de les prévenir, soit en les combattant mal, lorsqu'ils résultent de la seule violence extérieure. La considération de la *stupeur* s'est aussi présentée dans ce cas, comme suite de la commotion des parties; et, ainsi que dans ceux de commotion encéphalique avec stupeur générale, elle a fait imaginer que les émissions sanguines étaient nuisibles, et que, pour prévenir la gangrène, il fallait recourir aux stimulans.

Je n'ai jamais vu ces gangrènes développées de prime-abord, ou sans inflammation préliminaire, que l'on attribue à la débilité, ou à l'anéantissement de tout mouvement organique, par l'action de causes externes ou mécanique : à moins d'une désorganisation complète, j'ai toujours vu l'action de ces causes suivie d'une réaction, et la gangrène n'arriver que postérieurement à celle-ci, et par l'inflammation qu'elle développe. Dès-lors, où donc trouver, pour ces sortes de cas, l'indication des applications stimulantes ? La nécessité et l'emploi momentané des stimulans internes, peut se concevoir et s'admettre dans l'état de stupeur générale : celle-ci tient à l'interruption de l'influence nerveuse ; si cette influence est longtemps suspendue, la vie va s'éteindre : par l'emploi des stimulans, on pourra ajouter une condition défavorable à l'état, déjà fâcheux, où se trouve l'individu, mais, entre un simple inconvénient et une nécessité pressante, on ne peut balancer... Dans l'engourdissement local, que l'on présente aussi comme un état de stupeur, de pareils résultats ne sont pas possibles : la cessation de l'influence nerveuse et de l'action vasculaire ne serait entière et définitive que si la désorganisation avait été complète. Si la partie est désorganisée par le fait de la violence extérieure, les stimulans n'en rétabliront pas la structure et n'y reproduiront pas le mouvement vital ; si elle n'est pas désorganisée par cette cause, elle ne peut plus l'être que par la réaction et la phlegmasie qui vont se développer. Or, les stimulans favorisent la réaction, car c'est dans cette vue qu'on les conseille ; mais comment amèneraient-ils ce résultat, sans concourir en même temps au développement de la phlegmasie ?

Ils sont donc ici évidemment inutiles ou nuisibles.

Ils sont une des causes qui bientôt amènent un état des parties tel que, pour les sauver, ou même assurer l'existence de l'individu, on est contraint d'en venir à l'incision des tégumens et des aponévroses, etc. La crainte et le non emploi des émissions sanguines en est une autre. En s'en abstenant, on n'agit pas comme par l'emploi des stimulans, de concert avec les causes du mal; mais on n'oppose pas non plus à leur effet le plus sûr moyen de le paralyser; car, dans ces cas, les émissions sanguines sont encore les premières et les plus précieuses ressources de l'art. Elles peuvent prévenir bien des suites fâcheuses, et rendre inutile l'opération, lors même que l'étranglement existe déjà. On a vu que, par une application de quelques sangsues au doigt, je fus dispensé d'en venir à l'incision, dans un cas de panaris qui s'accompagnait déjà de douleurs vives, d'engorgement des glandes de l'aisselle, d'insomnie, etc.

La question du débridement des plaies *pénétrantes* est bien grave; mais comme tout l'intérêt d'une question médicale est dans son importance, c'est précisément pour cela que nous allons nous en occuper ici : d'ailleurs, celle du débridement des plaies ordinaires nous y a conduit; nous ne pouvons l'éluder. Toutefois nous nous bornerons à celles de la poitrine, parceque, sur celles-là seules, jusqu'à présent, l'expérience nous a appris quelque chose... Il y a quelques années, les grilles de l'un des jardins de cette capitale ayant été fermées à l'heure ordinaire, peu d'instans après, le bruit d'une explosion se fit entendre. On fit des recherches, et l'on trouva dans un endroit écarté un homme qui venait de se tirer un coup de pistolet dans la région du cœur. Cet individu fut transporté au corps-de-garde voisin. Deux chirurgiens s'en emparèrent, et pendant que l'un le saignait du bras, l'autre, inclinant le corps du côté de la blessure qu'il cherchait à dilater, faisait couler le sang le mieux qu'il lui était possible. Je restai quelque temps spectateur de ces manœuvres; enfin le malheureux paraissant exsangue, et conservant à peine un dernier souffle, je m'éloignai de cette triste scène. Ce jour-là, pour la première fois, je réfléchis sérieusement à la question qui m'occupe aujourd'hui. Appelé à donner mes soins à l'infortuné qui venait de se suicider, peut-être j'eusse hésité alors sur le parti à prendre; peut-être, en voulant le sauver, si toutefois la chose était possible, j'eusse aussi contribué à hâter sa perte... Deux considérations se présentent dans ces cas. La première, la plus pressante, est relative à l'hémorrhagie intérieure, si elle a lieu; la seconde a pour objet l'inflammation qui doit survenir. Pour arrêter l'une et prévenir l'autre, la saignée se présente également; mais, ni dans l'une, ni dans l'autre de ces deux vues, la voie par laquelle on doit soustraire le sang n'est indifférente. Dans l'une et l'autre, les saignées révulsives par ouverture de l'une des veines du bras, ou de plusieurs de ces veines en même temps, doivent être préférées; celle qui consiste à faire couler le sang par la plaie doit être également rejetée, quelque soit l'objet que l'on se propose. Dans le cas particulier d'hémorrhagie intérieure à supprimer, un nouveau motif se présente, celui de la formation d'un caillot qui mette obstacle à tout épanchement ultérieur. Que pouvaient attendre de leurs manœuvres les chirurgiens que j'ai cités? Probablement ils songeaient aux dangers de l'inflammation; mais que servait-il de prévenir l'inflammation, si l'individu périssait d'hémorrhagie?

Le débridement, dans des cas de cette nature, soit qu'il résulte d'un coup de feu, ou d'une lésion par instrument piquant, ne pourrait pas avoir pour objet de prévenir l'étranglement, puisque la structure des parois du thorax et l'état des viscères que contient cette cavité ne laissent rien à craindre de semblable. Si on le pratiquait, ce ne pourrait être que pour donner issue au fluide déjà épanché; mais l'épanchement pouvant devenir lui-même un moyen de salut, comment songer à l'évacuer, etc.! Pour prévenir la suffocation, qui est imminente? mais un épanchement dans la cavité d'une seule des plèvres peut-il la produire? n'est-elle pas bien plutôt le résultat de l'accumulation du sang dans le tissu même des viscères, et alors quel moyen de la faire cesser autre que la saignée? Dans cette circonstance, le débridement est donc une pratique condamnable: elle est sans objet, quant au fait même de la pénétration; relativement à l'extraction des corps étrangers, elle est par trop dangereuse; en ce qui concerne l'évacuation du sang épanché, elle est actuellement nuisible, et plus tard elle peut être inutile: aucune raison ne saurait donc la justifier.

Saigner abondamment le malade par l'ouverture

d'une veine éloignée ; administrer des boissons à la glace ; faire sur la blessure des applications également froides, en donnant à l'individu une position telle que la partie des parois de la cavité thoracique à laquelle la plaie répond en devienne le point le plus déclive ; s'opposer, au moyen d'un bandage, si la simple position ne suffit pas, à l'écoulement du sang par la plaie, loin de le provoquer ; chercher ainsi à obtenir non seulement la formation d'un caillot, mais encore sa formation dans le point le plus rapproché possible de la blessure intérieure, de manière que l'hémorrhagie se trouve supprimée avant de devenir énorme, telle est ici la conduite que l'expérience et la raison me semblent conseiller également.

3° Dans les contusions, les entorses, etc., on ne retire pas toujours de grands avantages de l'immersion des parties dans l'eau froide ou des applications réfrigérantes : malgré leur usage, les symptômes inflammatoires ne se développèrent pas moins chez l'un de nos malades, et l'on pourrait être tenté de révoquer en doute leur efficacité ; mais ce serait à tort : leur défaut de succès ne tient qu'à ce qu'on n'insiste point assez sur leur emploi. Ce n'est pas pendant deux, trois, quatre heures qu'il faut les continuer, c'est pendant dix, quinze, dix-huit heures et au-delà ; alors seulement on doit en attendre de bons effets : employés à la manière ordinaire, loin de faire avorter le molimen inflammatoire, elles ne peuvent qu'en hâter l'époque et que le rendre plus violent.

Dans la première période des affections nommées ci-dessus, des auteurs indiquent tout à la fois l'eau végéto-minérale et l'eau-de-vie camphrée, l'oxycrat et le sel ammoniac. Quand on a pris la peine d'observer les effets de ces diverses substances, on a lieu de s'étonner qu'elles puissent être conseillées indifféremment... Un homme ayant heurté du genou contre le bord tranchant de l'un des pieds de son bureau, éprouva une vive douleur. Cette douleur ne faisant qu'augmenter au lieu de se dissiper, deux applications de quinze à vingt sangsues furent faites sur l'articulation lésée. On en vint ensuite aux compresses d'eau de Goulard, que l'on continua pendant dix à douze jours... La douleur a persisté pendant plusieurs mois; et, depuis cette époque, la partie a conservé une grande sensibilité au moindre froid, et une température évidemment inférieure à celle des autres parties. Cette infériorité de température, dont l'individu dans le principe avait le sentiment, était également sensible au toucher. Dans l'une des observations qui font le sujet de ce travail, l'eau-de-vie camphrée, au contraire, ayant été vers le troisième ou le quatrième jour substituée à l'eau blanche dans un cas d'entorse accompagnée d'engorgement, dont une teinte jaunâtre annonçait que la résolution commençait à se faire, celle-ci a été extrêmement prompte, et l'articulation a repris bientôt toute l'étendue et la liberté de ses mouvemens. Dans ce cas, il n'y avait point eu de sangsues appliquées, du moins sur l'articulation malade. Dans un autre, cette application ayant eu lieu, on crut, après avoir employé, pendant une huitaine de jours, les compresses d'eau de guimauve ou d'eau de sureau, pouvoir passer à l'usage de l'eau-de-vie camphrée; mais cette dernière application irrita les piqûres des sangsues, et reproduisit les douleurs internes : il fallut revenir aux applications adoucissantes. Les conséquences à déduire de ces faits, que tout le monde sans doute a observés, sont: 1° Pour la première période, d'insister fort long-temps sur les bains ou les applications réfrigérantes, au moyen de compresses imbibées d'eau simple à la glace, ou d'eau de Goulard également froide, mais de substituer à ces moyens l'eau commune ou l'eau de sureau animée d'alcool camphré, aussitôt que les signes de la résolution se montrent. 2° Pour la deuxième période, celle de l'inflammation, si elle survient, de la combattre non par les opiacés, comme le veulent certains auteurs, mais par les émissions sanguines locales abondantes, pratiquées au moyen des sangsues, avec la précaution toutefois de ne pas recourir trop tôt aux applications stimulantes, ou même de n'y pas recourir du tout.

L'extrait de saturne et l'alcool camphré sont l'un et l'autre rangés par les auteurs dans la classe des résolutifs; mais ce motif ne suffit pas pour les employer sans distinction comme je l'ai vu faire si souvent. L'extrait de saturne *résout* en resserrant les tissus, l'alcool camphré, au contraire, en les épanouissant; l'un en ralentissant et l'autre en précipitant les mouvemens organiques. Les preuves de ce dernier résultat sont dans un cas l'abaissement et dans l'autre l'élévation de température, que l'on observe alors... Tant que l'on consulte les résultats curatifs des médicamens et non leurs effets immédiats et primitifs, on se méprend nécessairement sur leur mode d'action véritable.

Il ne nous reste plus à parler que du bandage roulé, auquel on a ordinairement recours dans les contusions simples ou accompagnées de fractures, les entorses, etc. Il suffit d'avoir convenablement employé ce moyen une seule fois pour en savoir apprécier tous les avantages. La compression est en thérapeutique *chirurgicale* une ressource d'autant plus précieuse qu'elle est d'un emploi plus facile et plus simple. Cependant elle ne réussit pas non plus toujours, et son usage exige aussi du discernement et de l'habitude. Elle n'est point convenable à toutes les époques, et, quant au fait même de l'application, elle a des limites qu'il faut savoir déterminer. Portée au-delà de ces limites, elle nuit, et ne sert à rien si elle reste en-deçà. Je passe sur ces dernières considérations, qui ne tiennent qu'au manuel de l'art. Pour l'époque où elle est indiquée, ce sont la première ou la dernière période. Dans l'une, elle agit de concert avec les répercussifs, avec les résolutifs astringens, et dans l'autre, avec les résolutifs stimulans ou toniques; elle est, après la position et le repos, le meilleur auxiliaire qu'on puisse leur associer. Employée à l'époque où commence et pendant tout le temps que se fait ou dure le gonflement inflammatoire, elle est nuisible, lors même qu'on ne l'exerce qu'à un faible degré. C'est une tentative imprudente de chercher à borner par son emploi l'invasion de la partie par les fluides, dès qu'il existe décidément un état d'irritation qui les y appelle. Elle agit alors comme une véritable contusion; si elle n'a qu'une action lente et passive, elle n'en entraîne pas moins des résultats fâcheux; elle augmente l'état d'irritation et de douleur, bientôt elle devient insupportable; et si on ne levait l'appareil, les parties seraient frappées de gangrène comme dans l'état d'étranglement naturel. Il m'a semblé qu'en préconisant ce moyen, certains auteurs ne s'étaient pas suffisamment expliqués sur son usage, et c'est peut-être parceque, s'en servant mal, il ne leur a pas réussi, que d'autres en ont négligé l'emploi.

4° Chez la femme dont j'ai déjà rappelé l'observation, je ne réunis point immédiatement la plaie en T qui existait à la tête. Dans un cas de plaie simple ou par instrument tranchant, j'aurais réuni aussitôt; mais ici, en sondant la plaie, il me parut y avoir dénudation; les parties me semblèrent avoir éprouvé une violence dont la nécrose et l'exfoliation d'une portion d'os, ou du moins la gangrène d'une portion de tissu cellulaire et la suppuration devaient être inévitablement la suite : en me bornant à rapprocher, sans réunir complètement, je ne pense pas que j'eusse à craindre, du contact de l'air ou des pièces d'appareil elles-mêmes, les accidens que je prévoyais ou que je redoutais de la violence extérieure.

Pour l'emphysème qui se développa chez la même femme, devais-je, quand il parut, inciser les parois thoraciques au niveau de la fracture, pour donner issue à l'air et prévenir les résultats possibles d'une nouvelle infiltration? probablement personne n'eût suivi cette pratique; car il pouvait se faire que l'emphysème que je remarquais eût une tout autre source que la lésion de l'organe respiratoire; il me paraissait même infiniment probable, à raison de l'époque où je m'en apercevais, c'est-à-dire celle où la résolution des parties contuses commençait à se faire, que cet état d'emphysème ne tenait qu'à un dégagement spontané, dans le tissu aréolaire, de gaz provenant des fluides épanchés par suite de la contusion (dans mes dissections j'ai trouvé nombre de fois des épanchemens aériformes dans le tissu cellulaire sous-muqueux gastro-intestinal, etc.); que s'il devait être rapporté à la déchirure de quelques vésicules pulmonaires, l'infiltration pouvait s'arrêter d'elle-même; et en tous cas, si les accidens s'aggravaient, il était toujours temps d'en venir à l'opération.

5° Les cas de commotion cérébrale, de contusions thoraciques que j'ai rapportés dans ce mémoire, ne sont pas sans doute les plus graves que l'on puisse rencontrer; cependant on en a vu qui l'étaient moins dans le principe, et auxquels pourtant ont succombé des individus plus jeunes. Combien les hôpitaux m'ont-ils offert d'exemples de succès dans des cas presque désespérés, et dont peut-être ailleurs l'issue eût été funeste. Si la différence des résultats peut être en partie cherchée dans les localités, etc., elle est pourtant, avant tout, je crois, dans le mode de traitement adopté; du moins on ne l'attribuera pas, j'imagine, à ce que le vulgaire appelle *bonheur*. Le bonheur en médecine n'est point une fatalité ; celui-là, auprès des malades, est plus heureux, qui, à plus d'instruction, joint le plus d'expérience, de tact, de discrétion, et qui sait mieux apprécier l'influence des circonstances extérieures.

Cette dernière considération n'est pas oiseuse, puisqu'elle renferme l'explication d'un fait que les progrès de la chirurgie rendraient autrement inexplicable, celui de moins de réussites dans la pratique de certaines opérations, quoique l'art soit plus parfait... Pourquoi les succès extraordinaires de Cheselden dans l'opération de la taille ? pourquoi d'autres succès dans l'opération du trépan, etc., que, du temps de Desault, nous voyons si souvent mortelle ? Est-ce donc moins de bonheur, ou moins d'habileté dans l'un des hommes dont l'art s'honore le plus, ou ne faut-il pas plutôt l'attribuer à certaines précautions antérieures à l'opération ou au traitement postérieur à celle-ci ? Les anciens chirurgiens savaient peut-être ce que l'on ignora plus tard, que les opérés doivent être considérés et traités comme atteints de maladies internes. Du moins ils préparaient leurs malades aux grandes opérations. Quand celles-ci pouvaient être différées, pour ne nous arrêter qu'à cet objet, ils les remettaient à l'époque de l'année la plus favorable, et par là, s'ils annonçaient moins de confiance dans leur adresse que quelques uns de leurs successeurs, peut-être se montraient-ils plus physiologistes et meilleurs médecins.

Je ne puis admettre que l'on n'ait rien à redouter ni d'un grand froid, ni d'une chaleur excessive, ni d'une atmosphère chargée d'électricité, ni des commotions morales qu'entraînent nécessairement à leur suite ces extirpations, ces amputations *ex abrupto*, que l'on pratique si fréquemment de nos jours; et je crois que si, après avoir saigné et tenu à la diète l'individu qui doit les subir, examiné son état général et spécialement la condition où se trouvent actuellement chez lui les voies gastriques, on songeait encore de longue main à le familiariser avec l'idée de l'opération, à monter son courage au niveau des douleurs qu'il doit souffrir, on obtiendrait beaucoup plus de guérisons... Opérer dans tous les temps et sans préparations, n'est-ce pas admettre qu'il est indifférent d'être malade dans telle ou telle circonstance, et que, lorsqu'on vient à l'être, peu importe l'état où se trouve alors l'économie?

6° Je n'ai point appelé l'attention sur le fait du raffermissement de deux dents, si fortement ébranlées que le plus léger effort eût suffi pour en achever l'extraction; sur celui d'une grossesse parfaitement heureuse et d'un accouchement également heureux, après des accidens tels que la personne pouvait y succomber immédiatement; sur l'influence salutaire de l'usage du tabac dans un cas de catarrhe chronique; sur les effets heureux du quinquina dans un cas où la sécheresse de la langue, etc., aurait pu faire croire à l'existence d'une entérite, sécheresse qui, ainsi que l'état pâteux de la bouche, devenait plus prononcée sous l'influence des boissons purement délayantes ou rafraîchissantes et des lavemens de même nature. Nous n'avons point insisté sur ces circonstances, parcequ'elles ne se rattachaient qu'accessoirement à l'objet que nous nous étions proposé, mais aucune d'elles probablement n'aura échappé au lecteur.

Maintenant serai-je accusé d'avoir empiété sur le domaine de la chirurgie, parceque je me suis engagé dans le traitement de contusions, de plaies avec solution de continuité, de panaris et même de fractures ?... J'ose espérer que non. La médecine est multiple dans ses moyens ; mais elle est une dans sa nature, et, dans la pratique non moins que dans l'étude, la pathologie *externe* et *interne* sont partout unies, partout inséparables. Les gens de l'art se partagent en deux classes, dont les uns s'occupent plus spécialement de l'une, et les autres de l'autre ; mais, à moins de s'associer, dans le traitement de l'affection la plus simple, le médecin un chirurgien, et le chirurgien un médecin, toute autre distinction est impossible et déraisonnable.

Heureux si les divisions scolastiques ne présentaient que ces difficultés et ces inconvéniens.... Mais combien n'en entraînent-elles pas de plus graves, en appelant toute l'attention sur des circonstances qui ne sont que secondaires, et par tout ce qu'elles supposent de gratuit?... N'y a-t-il donc réellement à voir, dans les maladies dites *externes* ou *chirurgicales*, que des solutions de continuité, etc. ; dans celles que l'on nomme *organiques*, que des changemens de couleur ou de consistance, et enfin, dans celles que l'on nomme *internes* ou *médicales*, et que l'on pourrait tout aussi bien appeler *pharmaceutiques*, etc., que des lésions *vitales*, c'est-à-dire des maladies de *forces* ou de *propriétés?* Toutes ces manières d'envisager et de présenter la pathologie sont vicieuses; elles ne peuvent satisfaire, elles choquent un esprit rigoureux. Dans le plus grand nombre des maladies chirurgicales, les nouvelles conditions physiques des parties ne sont point l'objet essentiel; les maladies organiques n'ont pas même une existence propre, et dans les affections *internes*, on trouve souvent une cause matérielle et toujours une *modification organique* aussi positive que dans les maladies extérieures, qui, dans toutes leurs circonstances, frappent le plus grossièrement les yeux. En ne voyant en chirurgie que des lésions physiques, on néglige, dans le plus grand nombre des cas, la partie fondamentale des choses; en ne voyant, en pathologie *interne*, que des lésions vitales, on ne fait qu'une médecine incertaine et nébuleuse; en admettant comme maladies propres, des lésions organiques, on crée des chimères.

Mais la science commence à ne plus s'embarrasser de toutes les distinctions de l'école; elle n'est plus livrée au vague des hypothèses, au hasard et au désordre de l'empirisme; le raisonnement et l'expérience s'y sont réunis, et, grâce à leur heureux accord, bientôt elle se sera élevée au degré de certitude et à toute la hauteur qu'elle peut atteindre.

www.ingramcontent.com/pod-product-compliance
Lightning Source LLC
LaVergne TN
LVHW050455160826
845677LV00003B/789

* 9 7 8 2 3 2 9 6 7 3 7 0 7 *